Laabs

Kleiner Leitfaden zur Selbstbehandlung
bei Rückenschmerzen

Kleiner Leitfaden zur Selbstbehandlung bei Rückenschmerzen

Von Dr. med. Walter Laabs

In der Neubearbeitung von
Dr. med. Walter A. Laabs

26., überarbeitete Auflage
Mit 53 Abbildungen

HAUG

Karl F. Haug Verlag · Heidelberg

Die Deutsche Bibliothek – CIP-Einheitsaufnahme

Laabs, Walter:
Kleiner Leitfaden zur Selbstbehandlung bei Rückenschmerzen / von Walter Laabs. – 26., überarb. Aufl. / in der Neubearb. von Walter A. Laabs – Heidelberg : Haug, 1995
(Bewegung – Entspannung – Massage)
ISBN 3-7760-1502-0

NE : Laabs, Walter A. [Bearb.]

1. Auflage 1960 – 5. Auflage 1966
6. Auflage 1968 – 25. Auflage 1988 Karl F. Haug Verlag, Heidelberg
26. Auflage 1995

Titel-Nr. 2502 · ISBN 3-7760-1502-0

Gesamtherstellung: Progressdruck GmbH, 67346 Speyer

Inhalt

Vorwort

Der vorliegende Teil der Chiro-Gymnastik ist für Kranke und Gesunde geschrieben. Er soll für Kranke ein handlicher Leitfaden sein bei der Selbstbehandlung von Beschwerden im Bereiche des Rückens und des Beckens und für Gesunde zur Vorbeugung vor solchen Gesundheitsstörungen.

Das kleine Büchlein bringt eine begrenzte Auswahl einfacher Bewegungsübungen. Es beschränkt sich in allem bewußt auf das Notwendige und ist so gehalten, daß es auch ohne medizinische Vorkenntnisse verstanden werden kann. Die hier beschriebene Technik der Selbstbehandlung durch Bewegungstherapie ist in meiner ärztlichen Praxis in mehreren Jahren sorgfältig entwickelt und mit Erfolg angewendet worden. Eine Altersgrenze für die Anwendung der Übungen nach oben hin besteht praktisch nicht. Auch alte Menschen mit arthrotischen* Wirbeln und Gelenken finden erhebliche Schmerzerleichterung. Bei jüngeren Menschen, wenn keine Veränderungen an Knochen und Gelenken im Röntgenbild wahrzunehmen sind, liegen die Verhältnisse bedeutend günstiger. Die Beschwerden schwinden häufig völlig in relativ kurzer Zeit und treten normalerweise auch nicht wieder auf, sofern ungewöhnliche Belastungen des Bewegungsapparates ausgeschaltet sind und die Übungen beibehalten werden.

Bei rechtzeitigem Übungsbeginn und täglich einmaliger Durchführung der Übungen, möglichst am frühen Morgen, werden die meisten der Überlastungs- und Fehlbelastungsschäden, denen der größte Teil der Menschen täglich ausgesetzt ist, überhaupt vermieden.

Wenn dieses Büchlein auch zum Handgebrauch für den medizinischen Laien geschrieben worden ist, dann heißt

---

* Arthrosen = Chronische Gelenkleiden mit degenerativen Prozessen am Gelenk.

das nicht, daß er bei akuten und chronischen Rücken- bzw. Gelenkschmerzen den Arzt entbehren kann. Im Gegenteil. Zwar haben viele Beschwerden im Rücken- oder Beckenbereich, sowohl akute wie chronische, mechanische Ursachen, die durch sinnvoll angewendete Bewegungsübungen erfolgreich behandelt werden können, aber das darf nicht einfach als Tatsache vorausgesetzt werden. Vor jeder Behandlung steht nun einmal die ärztliche Diagnose, auch dann, wenn es sich bei der Durchführung der Therapie um eine Selbstbehandlung durch den Patienten handelt.

Als Ursachen für Rücken-, und Bandscheiben- und sonstige Gelenkbeschwerden kommen unter Umständen noch eine ganze Reihe andere Möglichkeiten in Betracht, z. B. akute oder chronische Entzündungen. Gelegentlich auch einmal eine Krebserkrankung usw. Diese Möglichkeiten müssen vor Beginn der Selbstbehandlung unbedingt ausgeschlossen werden.

Bei vorhandenen Beschwerden ist eine ärztliche Kontrolle sowie eine evtl. Unterstützung der Behandlung durch Infrarotbehandlungen, Massagen und auch Medikamente oft sehr wirkungsvoll.

Mit den hier im Strichmännlein-System dargestellten Übungen erschöpfen sich die Selbstbehandlungsmöglichkeiten nicht. Sie sind aber meistens völlig ausreichend, sofern sie richtig durchgeführt werden.

Die weiterführende Selbstbehandlung mit Chiro-Gymnastik sollte zweckmäßigerweise unter Anleitung bzw. Aufsicht eines Arztes bzw. einer in der Chiro-Gymnastik ausgebildeten Krankengymnastin erlernt und durchgeführt werden.

Ein ausführliches Buch „Atlas der Chiro-Gymnastik" mit 118 Übungen und über 200 Abbildungen ist im Karl F. Haug Verlag, Ulm/Donau, erschienen.

Kiel, im Oktober 1960 *Walter Laabs*

Vorwort zur 24. Auflage

Die **Funktionelle Wirbelsäulengymnastik** nach Laabs **(Chiro-Gymnastik)** besitzt einen festen Platz im Therapiespektrum physikalisch-therapeutischer Maßnahmen zur funktionell-aktiven Behandlung von Patienten mit degenerativ-rheumatischen und posttraumatischen Erkrankungen der Wirbelsäule, des Rumpfes und der großen Körpergelenke. Indikativ stehen die belastungsabhängigen Schmerzphänomene des Rumpfes aufgrund muskulärer und funktioneller Insuffizienzen der Bewegungsorgane im Vordergrund.

Zunehmendes Interesse von Ärzten und Patienten an Krankengymnasten und Masseuren, die die **Funktionelle Wirbelsäulengymnastik** beherrschen, führte zu einem stetig wachsenden Einsatz dieser Therapieform.

Die im „Kleinen Leitfaden" skizzierten Übungen sollten mindestens einmal täglich, am besten nach dem Aufwachen, aber **vor** dem (ersten) Aufstehen, durchgeführt werden. Sie unterstützen die etwa 4–6wöchige Erstbehandlung, erhalten danach weitgehend deren Therapieerfolg und reduzieren die Rezidivgefahr.

Dem Karl F. Haug Verlag danke ich für seine verständnisvolle Zusammenarbeit im Bemühen um die Verbreitung der **Funktionellen Wirbelsäulengymnastik** nach Laabs **(Chiro-Gymnastik).**

Bad Salzuflen, im Februar 1984 *Dr. W. A. Laabs*

Vorwort zur 26. Auflage

Die Überarbeitung dieser 26. Neuauflage berücksichtigt weiterhin die ursprüngliche Fassung des Inaugurators der Chiro-Gymnastik, so daß nur wenige textliche Anpassungen erfolgen mußten. Ein kurzer Hinweis auf zusätzlich bewährte Hilfsmittel zur Verbesserung der Schlafpositionen für Patienten mit chronischen Wirbelsäulenbeschwerden ergänzt den kleinen Kanon der Ratschläge.

Die Übungen dieses Büchleins bewähren sich seit Jahrzehnten als „Hausaufgaben" zur Chiro-Gymnastik-Behandlung. Sie versetzen den Patienten in die Lage, bei regelmäßiger Anwendung seinen erreichten Therapieerfolg zu erhalten. Im Sinne der Prävention profitieren bereits Jugendliche und Erwachsene von den Übungen, besonders wenn sie in wirbelsäulenbelastenden Arbeitsprozessen stehen, vor dem Computer, im Büro und im Auto (Vibrationen!), sofern sie vorbeugend „Rückenschmerzen" vermeiden möchten.

Nach 25 Auflagen ist es dem Haug-Verlag und seinen Mitarbeitern zu danken, wenn er dem „kleinen Leitfaden" ein neues Kleid gibt.

Wilhelmshaven, im Frühjahr 1995 *Dr. Walter A. Laabs*

Grundsätzliches zur Chiro-Gymnastik

Die heutigen Lebensbedingungen zwingen die Menschen vielfach zu Körperhaltungen und -bewegungen, in deren Folge die Muskeln, Bindegewebe und Gelenke einseitig überbelastet oder unterbeansprucht werden. Dadurch wird das gesunde Zusammenspiel der Bewegungen gestört und das Bewegungsausmaß der Gelenke gehemmt. Es entstehen Fehlhaltungen, die schließlich, wenn sie nicht behandelt werden, zu einem Dauerzustand führen und erhebliche Schmerzen verursachen können.

Die dauernde Betätigung des fehlgesteuerten Bewegungsapparates bringt ferner Verschlechterungen der Leistungsfähigkeit der inneren Organe mit sich, wie z. B. Störungen der Herz- und Kreislauftätigkeit, der Verdauungsorgane usw. … Außerdem ist der Bewegungsapparat anfälliger gegen evtl. Einwirkungen von außen, wie sie mit Vorliebe bei scheinbar unwichtigen kleinen Unfällen, z. B. durch Ausrutschen bzw. Stolpern auf der Straße oder beim Sport vorkommen, sowie gegen Witterungseinflüsse.

Körperliche Fehlhaltungen und ihre Folgen können auch nach Erkrankungen, z. B. Gelenkrheumatismus usw. sowie nach Unfällen auftreten. Soweit handelt es sich immer um erworbene Beschwerden.

Außer den erworbenen gibt es noch angeborene Fehlhaltungen. Die möglichen Folgezustände bei den angeborenen Fehlhaltungen sind im wesentlichen die gleichen wie bei den erworbenen.

Viele Kranke mit Gelenkbeschwerden und deren organischen Folgeerkrankungen sprechen besonders gut auf eine Bewegungsbehandlung an. Eine einfache und praktisch zu handhabende Methode haben wir in der Chiro-Gymnastik vor uns.

Bei der Chiro-Gymnastik handelt es sich um ein Verfahren (durch Bewegungsübungen) zur Behandlung verschleißbedingter Beschwerden der Gelenke, besonders der Wirbel- und Beckengelenke.

Dabei ist es nicht wichtig, wann das Leiden einmal begonnen und welche Ursache es einmal gehabt hat; beides ist oftmals nicht mehr mit Sicherheit zu ermitteln, weil der Beginn des Leidens und das Auftreten der ersten Beschwerden nur selten beisammen liegen.

Statische Fehlhaltungen, sowohl die angeborenen wie die erworbenen, können jahrzehntelang beschwerdefrei bleiben. Besonders der jugendliche Mensch verfügt hier über ein erstaunliches Kompensationsvermögen. Wenn der erfahrene Arzt schon längst an den Muskel- und Bindegewebsverspannungen, geringen Bewegungsanomalien usw. den zukünftigen Ablauf des Krankheitsgeschehens voraussehen kann, ist der Jugendliche meistens noch völlig beschwerdefrei. Das Leiden schreitet aber, wenn es nicht rechtzeitig erkannt und behandelt wird, langsam fort, und die subjektiven Beschwerden stellen sich früher oder später mit Sicherheit ein. Sie können in jedem Lebensalter beginnen und bei den gleichen Erscheinungsformen die verschiedensten Ursachen haben. Im Röntgenbild sind Veränderungen erst relativ spät zu erkennen.

Praktisch handelt es sich immer um ein Krankheitsbild mit mehr oder weniger stark ausgeprägter – häufig schmerzhafter – Einschränkung der mechanischen Gelenkbewegung sowie um Muskelkontrakturen und -insuffizienzen[1].

Eine besonders aussichtsreiche Therapie ist die Ganzheitsbewegungsbehandlung. Dabei sollen die kontrahierte Muskulatur gelockert, die insuffizienten Muskeln bevorzugt betätigt und gekräftigt und die behinderte Gelenkmechanik wieder mobilisiert werden.

1 Muskelkontraktur = Verkürzung des Muskels
Muskelinsuffizienz = Schwäche, ungenügende Leistung des Muskels

Die dazu erforderlichen Bewegungen werden durch das Verfahren der Chiro-Gymnastik auf einfache Weise ermöglicht. Diese Form der Bewegungstherapie hat die Prävention und Rehabilitation des gesamten Bewegungsapparates zum Ziel.

Wie schon aus der Bezeichnung Chiro-Gymnastik zu entnehmen ist, besteht das Verfahren aus gymnastischen Bewegungsabläufen. Der Patient soll lernen, die Bewegungen möglichst selbständig durchzuführen. Das geschieht unter Anleitung eines Arztes oder eines in der Chiro-Gymnastik ausgebildeten Behandlers (z. B. Krankengymnast oder Masseur). Im Gegensatz zu anderen Verfahren fällt dem Patienten eine ausgesprochene aktive Rolle zu.

Der Körper des Patienten soll bei Beginn der Übungen möglichst gut durchwärmt sein. Heiße Bäder sind, sofern sie vertragen werden, die einfachste und zugleich wirksamste Methode der Durchwärmung. Infrarotlicht, feuchte Wärme und CO_2-Trockenbäder eignen sich auch bei sogen. „Kreislaufschwächen" zur ausreichenden Überwärmung der Muskulatur.

Bei der Chiro-Gymnastik kann der Patient mit Geräten und ohne behandelt werden. Die Behandlung zielt darauf ab, alle Gelenke, einschließlich der Gelenke der Wirbelsäule, zu erfassen. Sie hat sich bei frischen und alten Fällen, sowohl ohne als auch mit Veränderungen an den Gelenken und auch bei vielen organischen Beschwerden sehr gut bewährt. Aus der gleitenden, schwingenden Bewegung des gut durchwärmten Patienten vollzieht sich die Behandlung.

Unter den chirogymnastischen Übungen befindet sich eine kleine Gruppe einfacher Bewegungen, **die der Übende lernen und täglich zu Hause, morgens vor dem Aufstehen und evtl. auch abends vor dem Schlafengehen, und im Falle der Bettlägerigkeit mehrmals vormittags und**

nachmittags, durchführen muß. Mit diesen Übungen befaßt sich dieser kleine Leitfaden. Es sind einfache, aber wirksame Bewegungen, die ohne Gerät, zu jeder Tageszeit, an jedem Ort, von jedermann durchgeführt werden können. **Die Übungen sind leicht zu erlernen.**

An dieser Stelle sei den Übungen noch ein kurzer Hinweis auf die Ruhelagerung vorangestellt.

Der gesunde Mensch soll nach dem Schlafen das Bett frisch und gestärkt verlassen. Er erneuert in der Ruhelage seine körperlichen und geistigen Energien. Geschieht das nicht, fühlt er sich körperlich unbehaglich und zerschlagen und geistig nicht genügend erfrischt. Möglicherweise ist sein Bett nicht in Ordnung! Wie ein Bett beschaffen sein soll, darüber gehen die Meinungen auseinander. Die Meinungen gehen darüber auseinander, wie ein Bett beschaffen sein soll. Aber jeder ruht und erholt sich so, wie er sich bettet.

In der Ruhe soll der Körper eine Lage einnehmen, die bei minimalem eigenen Verbrauch eine maximale Energieerneuerung und -speicherung ermöglicht.

Ob der Mensch dabei zeitweise auf dem Rücken oder auf einer Seite liegt, ist von zweitrangiger Bedeutung. Wichtig ist vor allem, daß der Zweck der Ruhe erfüllt wird, und das ist weitestgehend abhängig von der Unterlage, worauf der Körper ruht.

Eine Unterlage, weich genug, um die Konturen des Körpers einzubetten, aber auch fest genug, um nicht im Ganzen mit dem ruhenden Körper nach unten durchzubiegen, erfüllt diese Forderung. „Hohle Stellen" zwischen Körper und Matratze sollten als schmerzauslösende Faktoren ebenso vermieden werden wie wirbelsäulenbelastende Zwangslagen.

Die *erste* der vorgenannten Forderungen an die Unterlage, die Konturen des Körpers einzubetten, wird von unseren modernen Bettenmatratzen nicht immer für alle Menschen gleich gut erreicht.

Um dem Problem der „hohlen Stellen“ erfolgreich begegnen zu können, wurde von W. A. Laabs (1987) im klinischen Alltag ein dehnungselastisches, aerodynamisches Kissensystem entwickelt, das sich exakt zwischen Körper und jeweiliger Unterlage integrieren läßt, wobei die Wirbelsäule entlastet wird.

Erst eine ideale, d. h. dynamische Verbindung zwischen individueller Körperkontur in allen Rücken- und Seitenlagen sowie den bekanntlich sehr unterschiedlichen Matratzenoberflächen und Qualitäten ermöglicht, unter Berücksichtigung seines Eigengewichtes, dem wirbelsäulenkranken Patienten eine entspannte, schmerzfreie Lagerung während Ruhe- und Schlafzeiten. Mit Unterstützung dieser Hilfsmittel aus dem BEMA-Airgomed-System[2] erreicht man für jeden Patienten die optimale, d. h. beschwerdefreie Lagerung.

Bei meist chronischen Schmerzphänomenen im Kopf-Nacken-Schulter-Armbereich sorgt das BEMA-Airgomed-Pillow, bei Kreuzschmerzen des BEMA-Airgomed-Cushion für beschwerdefreies, entspanntes Liegen als Voraussetzung für einen ruhigen, tiefen Schlaf.

Die *zweite* Forderung, daß der Körper nicht im Ganzen mit seiner Unterlage nach unten durchbiegt, ist auch leicht zu erfüllen.

Eine von W. Laabs (1954) konstruierte Betteinlage besteht aus mehreren Leisten von der Länge einer Bettbreite. Die Stärke der Leisten richtet sich nach der verwendeten Holzart. Sie werden in Abständen von ca. 3–5 cm mit Schnüren oder Gurten wie eine Jalousie miteinander verbunden und auf den Spiralrahmen gelegt.

---

2 Erhältlich bei: Bema Markwitz Intern. GmbH, Brodersweg 9–11, 20148 Hamburg; Tel. 040/44 83 63

Wenn man diese Hinweise zur beschwerdefreien Lagerung berücksichtigt und die Möglichkeiten der aktiven Vorbeugung von Verschleißerkrankungen der Muskeln, Sehnen und Gelenke nutzt, eröffnet sich für jeden einzelnen die Chance, den Standard seiner Lebensqualität selbst zu erhöhen.

Übungsteil

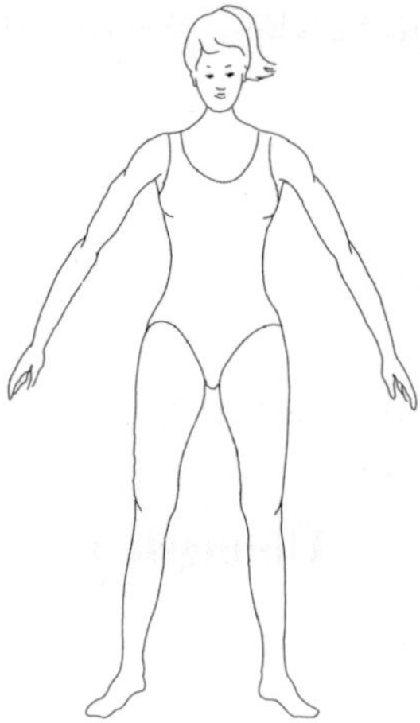

Ausgangsstellung

Übungen 1 u. 2

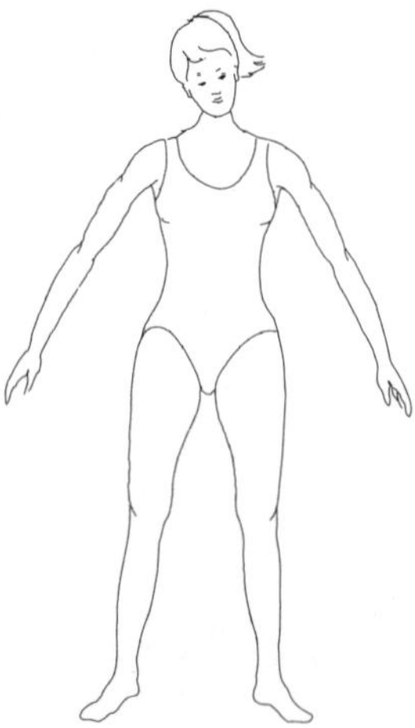

Abb. 1

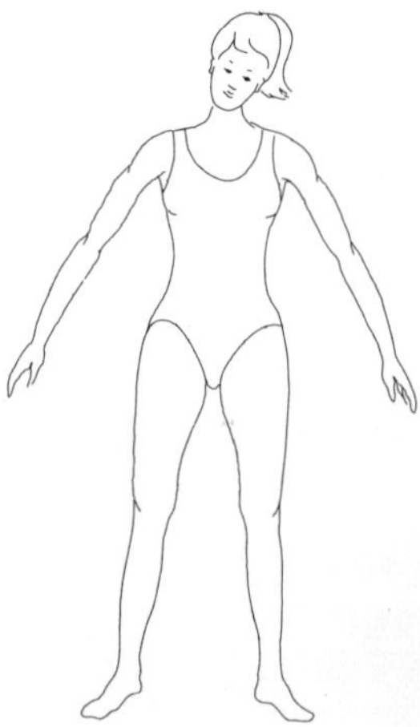

Abb. 2

Übungen in Rückenlage für die Halswirbelsäule

Die Ausgangsstellung

Der Patient liegt flach ausgestreckt auf dem Rücken (Abb. „Ausgangsstellung“).

Durchführung der Übungen 1 u. 2:

Aus der Ausgangsstellung auf dem Rücken bringt der Übende den Kopf in die Schräglage nach rechts (Abb. 1), entspannt die Hals- und Schultermuskulatur völlig und verbleibt ca. 5 Sekunden in dieser Stellung. Dann legt er den Kopf wieder zur Mitte und macht die gleiche Übung nach der linken Seite (Abb. 2). Er wechselt dann noch 3- bis 4mal die Seite, wobei die Bewegungen fließend ineinander übergehen.

Übungen 3 u. 4

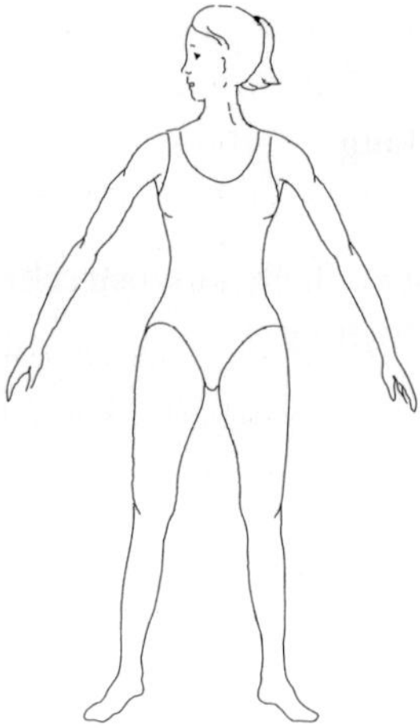

Abb. 3

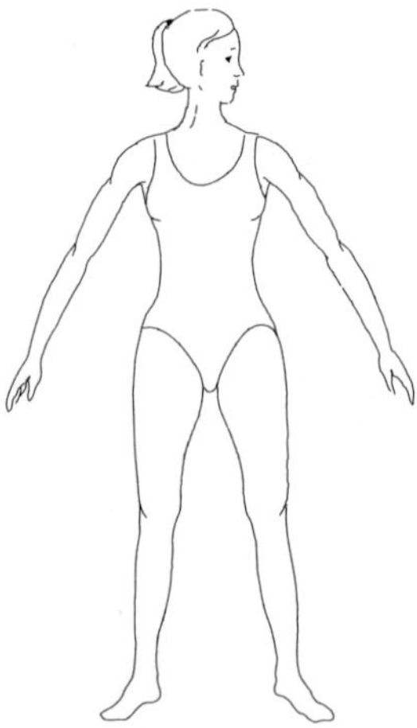

Abb. 4

Durchführung der Übungen 3 u. 4:

Aus der Ausgangsstellung wird der Kopf nach rechts gedreht (Abb. 3) und die Muskulatur völlig entspannt.

Nach ca. 5 Sekunden dreht man den Kopf wieder zur Mitte in die Ausgangsstellung zurück, hält kurz an, entspannt wieder und dreht ihn dann nach der linken Seite (Abb. 4).

Die Übung wird 2- bis 3mal langsam ausgeführt und geht dann in eine durchgehende, schnellere Bewegung des Kopfes von links nach rechts und umgekehrt über, welche 3- bis 4mal wiederholt wird.

Übungen 5 u. 6

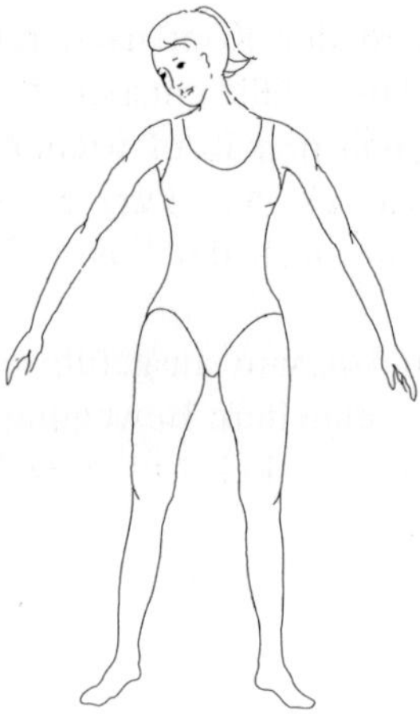

Abb. 5a

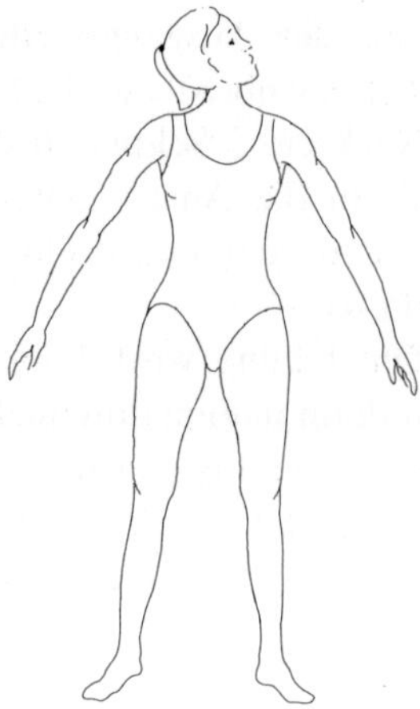

Abb. 5b

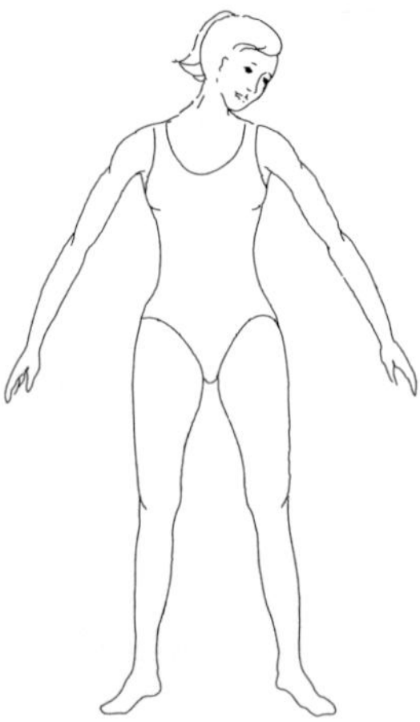

Abb. 6a

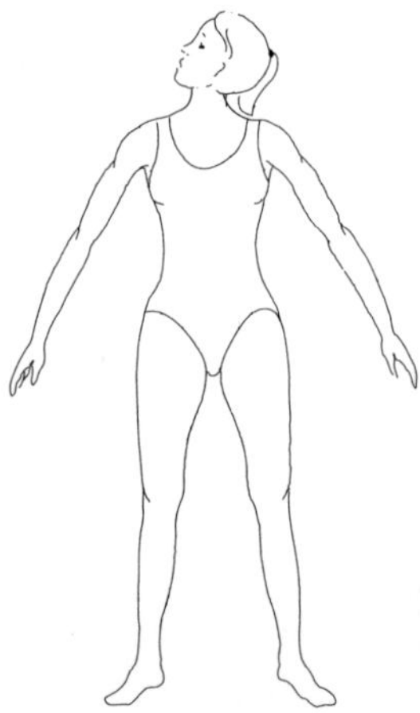

Abb. 6b

Durchführung der Übungen 5 u. 6:

Aus der Ausgangsstellung wird der Kopf in die Schräglage nach rechts gelegt wie bei Übung 1. Unter Beibehaltung der Seitenlage wird der Kopf wie bei den Übungen 3 u. 4 gedreht (Abb. 5a u. 5b). Die gleiche Übung wird mit Seitenlage des Kopfes nach links ausgeführt (Abb. 6a u. 6b).

Beide Übungen werden 3- bis 4mal wiederholt.

Übungen 7 u. 8

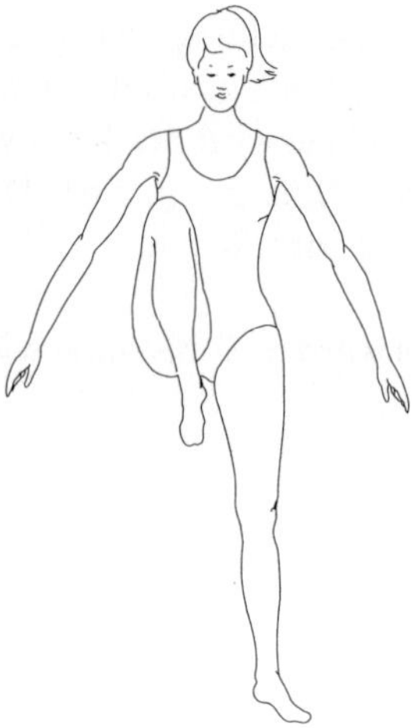

Abb. 7

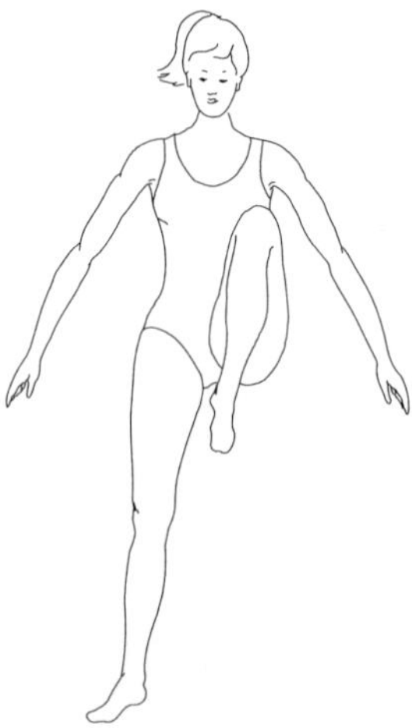

Abb. 8

Übungen in Rückenlage für Knie-, Hüft- und Beckengelenke

Durchführung der Übungen 7 u. 8:

Der Übende liegt in Ausgangsstellung, zieht das rechte Knie, soweit es ihm möglich ist, an die Brust (Abb. 7) und streckt das Bein sofort wieder.

Die Übung wird 3- bis 4mal wiederholt. Die gleiche Übung wird mit dem linken Bein durchgeführt (Abb. 8).

Übung 9

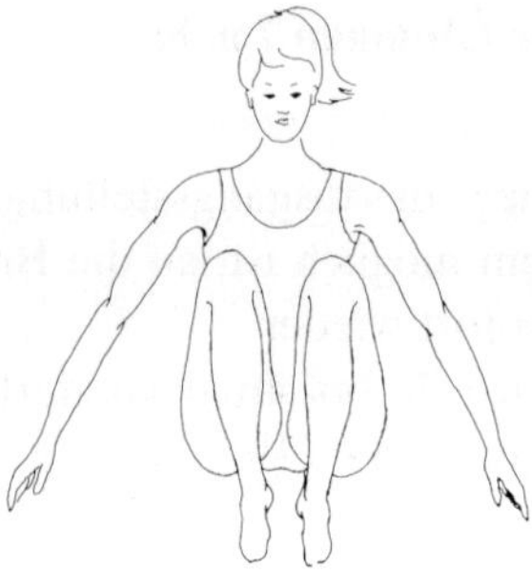

Abb. 9

Durchführung der Übung 9:

Wie die Übungen 7 u. 8, aber mit beiden gleichzeitig gebeugten Beinen (Abb. 9). Die Übung wird 3- bis 4mal wiederholt.

Übungen 10 u. 11

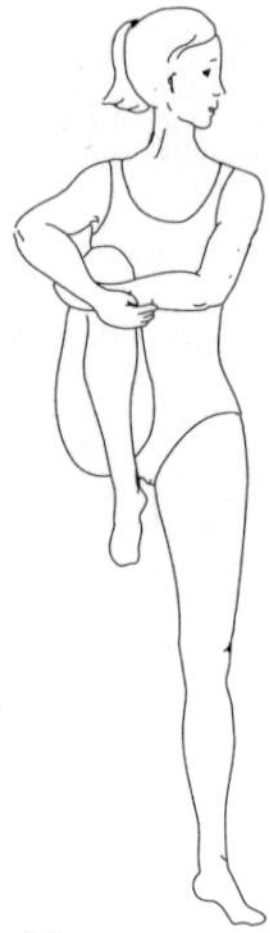

Abb. 10

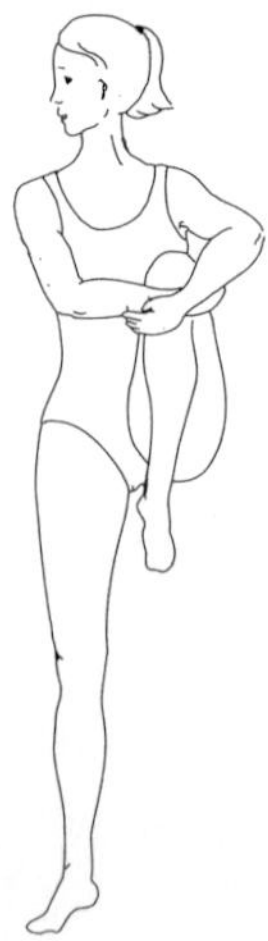

Abb. 11

Übungen in Rückenlage für Knie-, Hüft- und Beckengelenke mit Beteiligung der Halswirbelsäule

Durchführung der Übungen 10 u. 11:

Anziehen eines Beines an die Brust, wie bei den Übungen 7 u. 8, aber das Knie wird mit beiden Händen umfaßt und leicht dehnend an die Brust gezogen bei gleichzeitiger Drehung des Kopfes nach der entgegengesetzten Seite (Abb. 10 u. 11). Die Übung wird mit jedem Bein 3- bis 4mal durchgeführt.

Übung 12

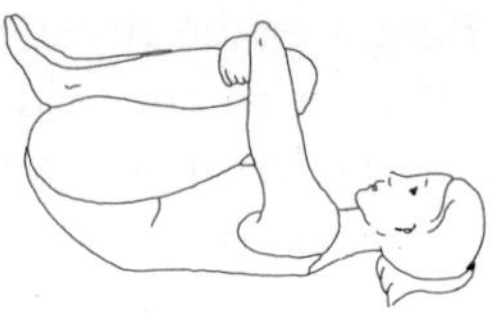

Abb. 12 a

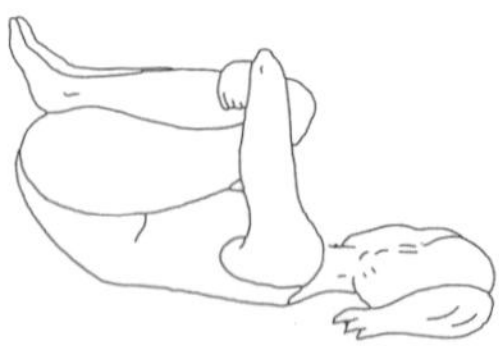

Abb. 12 b

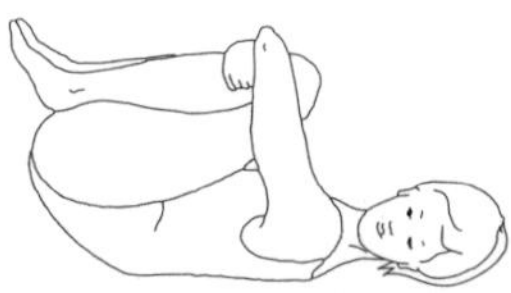

Abb. 12 c

Durchführung der Übung 12:

Beide Knie werden leicht angezogen, wie bei Übung 9, dann werden sie mit beiden Armen umschlungen und mit einem leicht dehnenden Zug an die Brust gezogen, wobei das Becken angehoben wird (Abb. 12 a).

Während des Anziehens der Knie wird eine schnelle Drehung des Kopfes von links nach rechts (Abb. 12 b) und umgekehrt (Abb. 12 c) durchgeführt.

Die Übung wird 3- bis 4mal wiederholt.

Übungen 13 u. 14

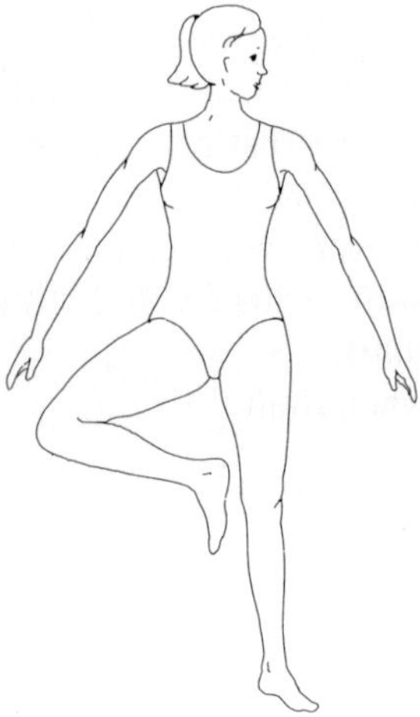

Abb. 13 a

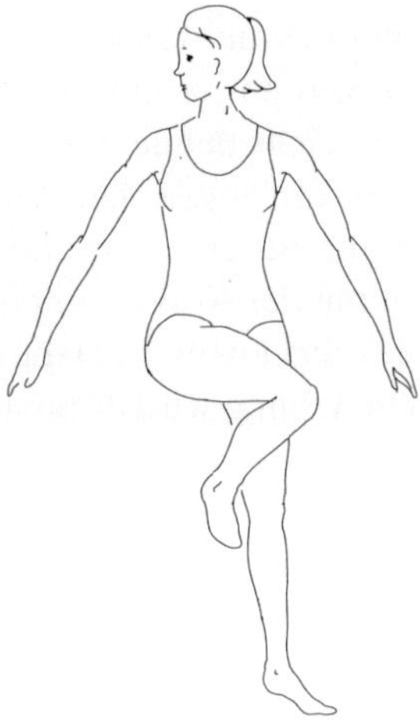

Abb. 13 b

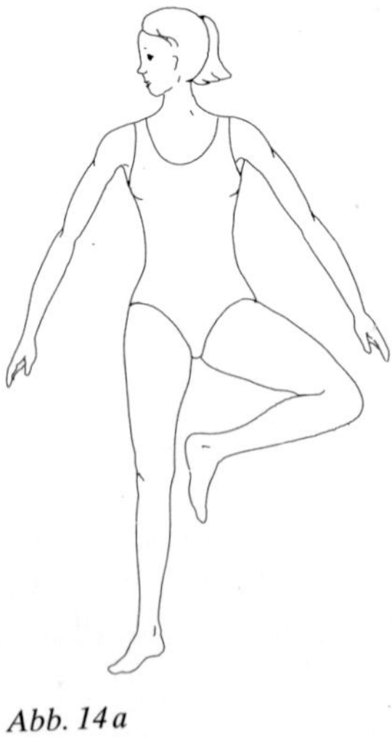

Abb. 14 a

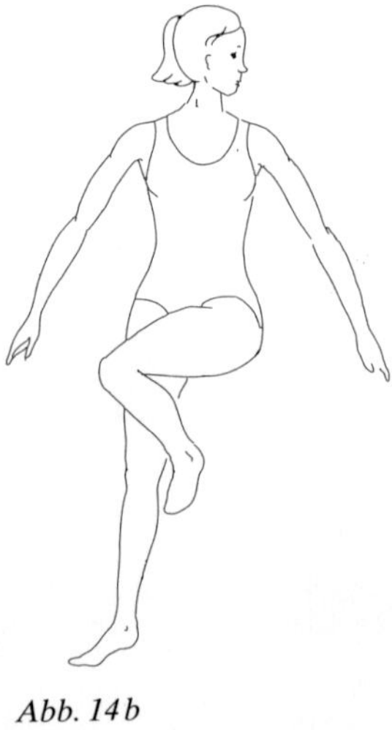

Abb. 14 b

Durchführung der Übungen 13 u. 14:

Der Übende liegt in Ausgangsstellung, setzt den rechten Fuß neben das linke Knie und läßt das angewinkelte Bein nach rechts auf die Unterlage fallen, wobei er den Kopf nach links dreht (Abb. 13 a).

In fließendem Übergang der Bewegungen dreht er dann mit leichtem Schwung den Rumpf zusammen mit dem angewinkelten Bein und unter Belassung der Fußstellung über das ausgestreckte linke Bein hinweg nach links und dreht gleichzeitig den Kopfes nach rechts (Abb. 13 b).

Die gleiche Übung wird mit dem linken Bein ausgeführt (Abb. 14 a und 14 b).

Die Übung wird 3- bis 4mal wiederholt.

Übungen 15 u. 16

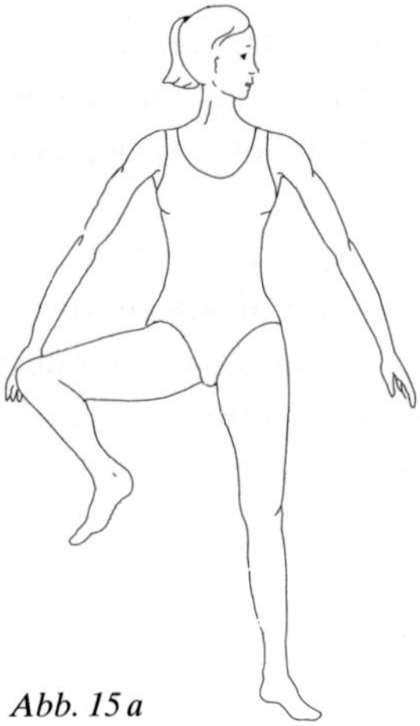

Abb. 15 a

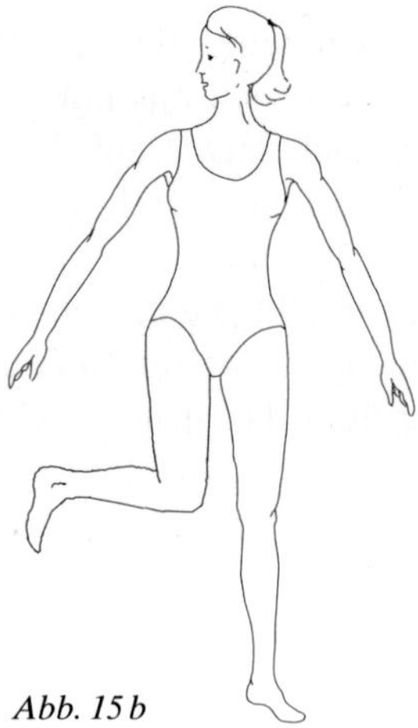

Abb. 15 b

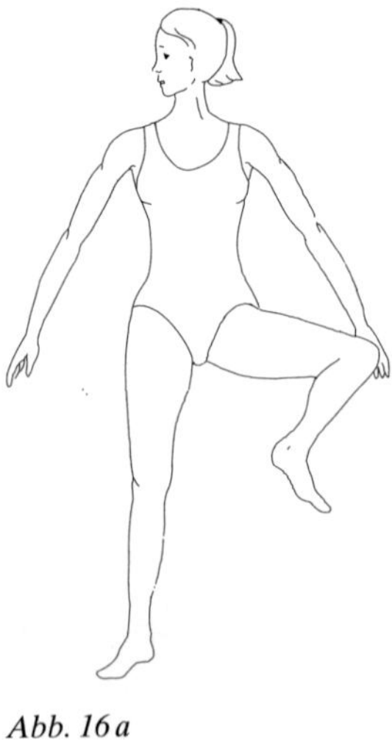

Abb. 16 a

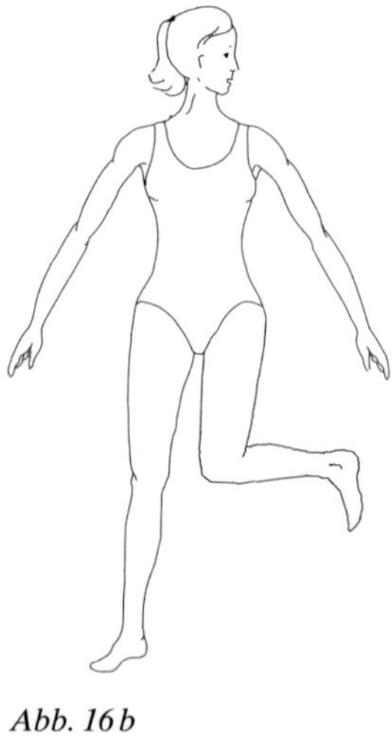

Abb. 16 b

Durchführung der Übungen 15 u. 16:

Der Übende liegt in Ausgangsstellung. Das rechte Knie wird angezogen und der Fuß in Kniehöhe ca. 30–40 cm seitwärts auf die Unterlage gesetzt (Abb. 15 a). Das angewinkelte Bein wird nach außen und zur Mitte, der Kopf nach links gedreht. Unter Beibehaltung der Fußstellung wird jetzt das rechte Knie mit einem Schwung neben das linke Knie gelegt (Abb. 15 b) und der Kopf gleichzeitig nach rechts gedreht.

Die gleiche Übung wird mit dem linken Bein ausgeführt (Abb. 16 a und 16 b).

Die Übung wird 2- bis 3mal wiederholt.

Übung 17

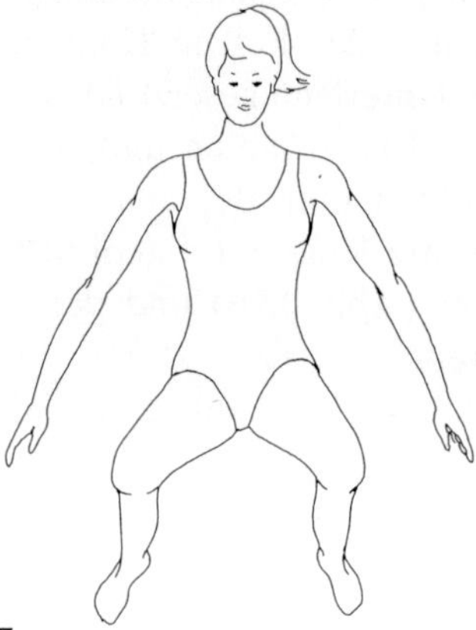

Abb. 17

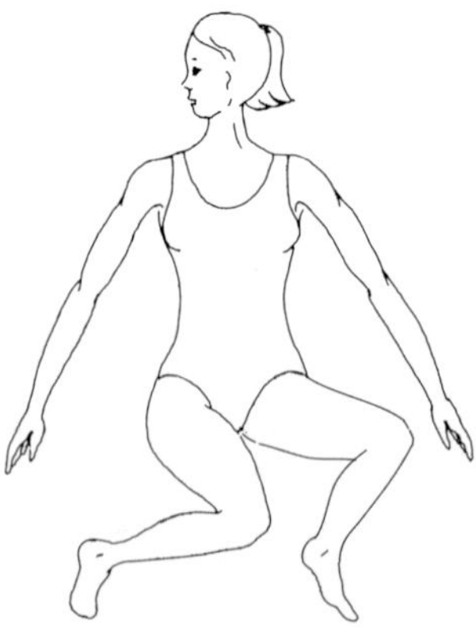

Abb. 17a

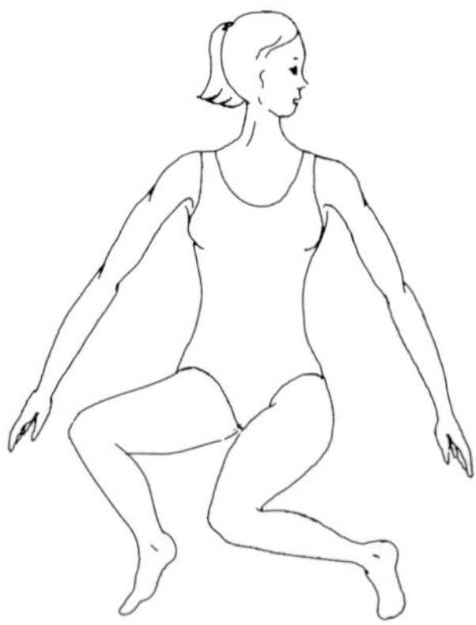

Abb. 17b

Durchführung der Übung 17:

Der Übende liegt in Ausgangsstellung. Beide Knie werden angebeugt. Die Unterschenkel stehen fast senkrecht. Dann werden beide Füße ca. 30–40 cm seitwärts gesetzt (Abb. 17). Beide angewinkelten Beine werden jetzt nach rechts und anschließend nach links und der Kopf nach rechts gedreht (Abb. 17 a). Das gleiche wiederholt sich nach der anderen Seite (Abb. 17 b).

Die Übung wird mit Schwung 3- bis 4mal nach beiden Seiten hin durchgeführt.

Übung 18

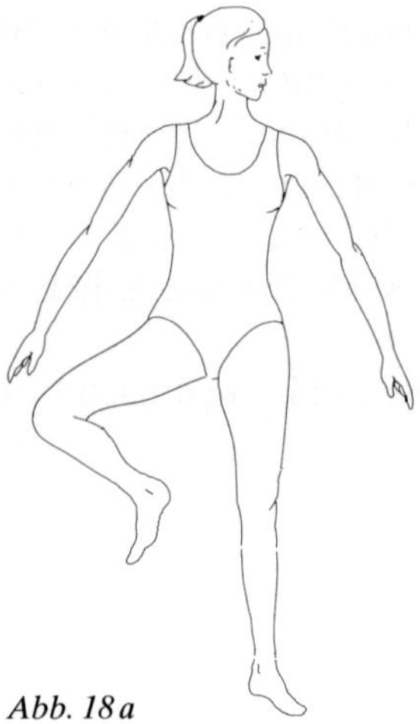

Abb. 18a

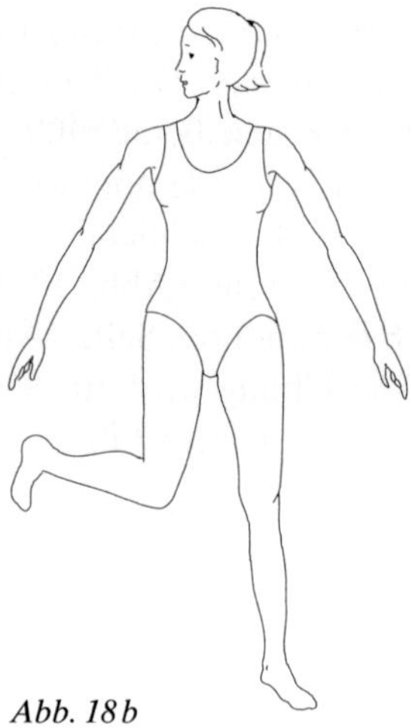

Abb. 18b

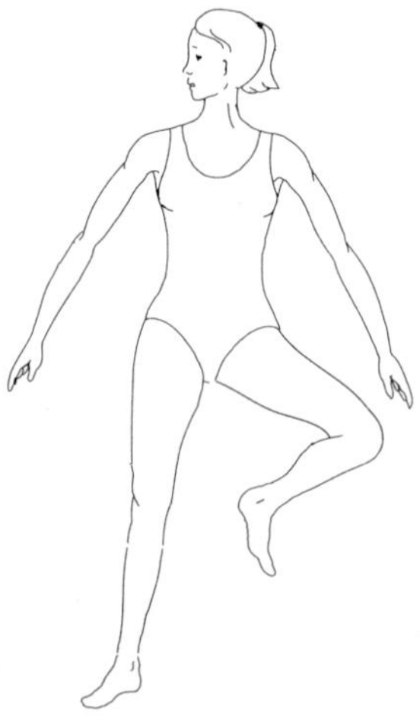

Abb. 18c

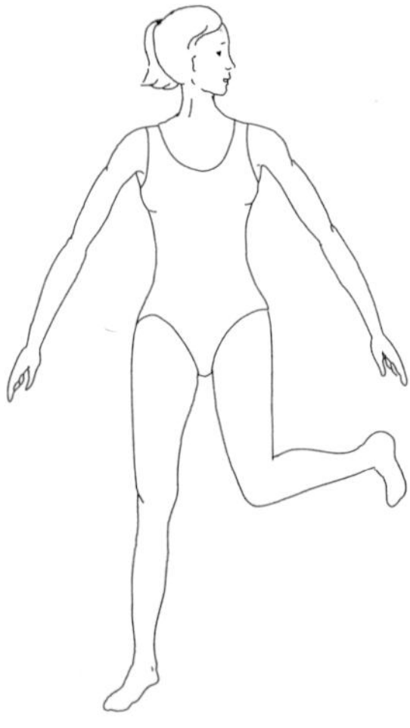

Abb. 18d

Durchführung der Übung 18:

Der Übende liegt in Ausgangsstellung, setzt den rechten Fuß neben das linke Knie und läßt das angewinkelte Knie nach rechts auf die Unterlage fallen, wobei er den Kopf nach links dreht (Abb. 18 a). Dann hebt er den rechten Fuß 1–2 cm an, setzt mit einer zügigen Bewegung den Fuß seitwärts, und dreht gleichzeitig das rechte Knie zum linken Knie hin. Gleichzeitig macht der Kopf eine Drehung nach rechts (Abb. 18 b).

Die gleiche Übung wird mit dem linken Bein ausgeführt (Abb. 18 c und 18 d).

Die Übung wird 3- bis 4mal wiederholt.

Übung 19

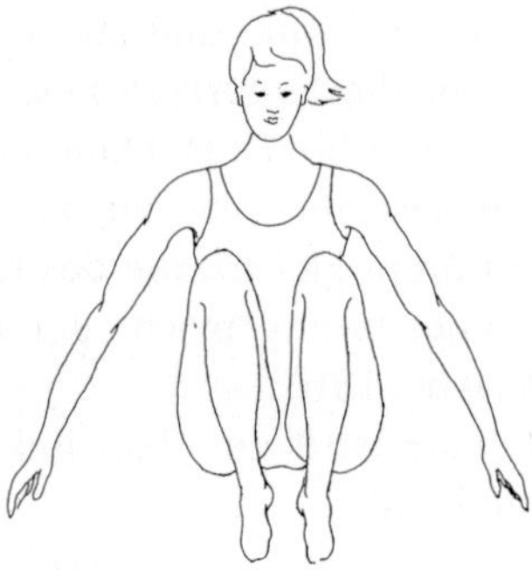

Abb. 19 a

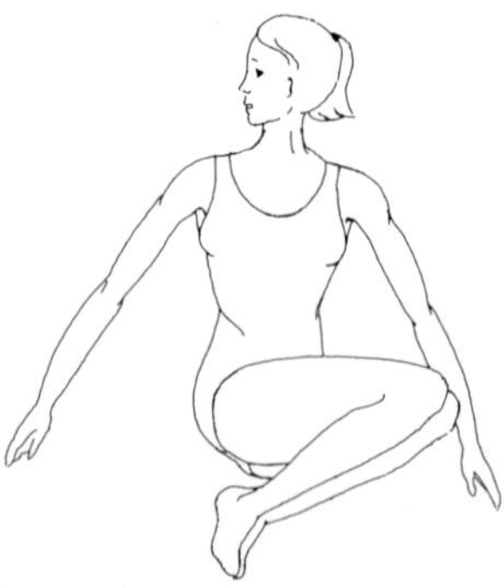

Abb. 19 b

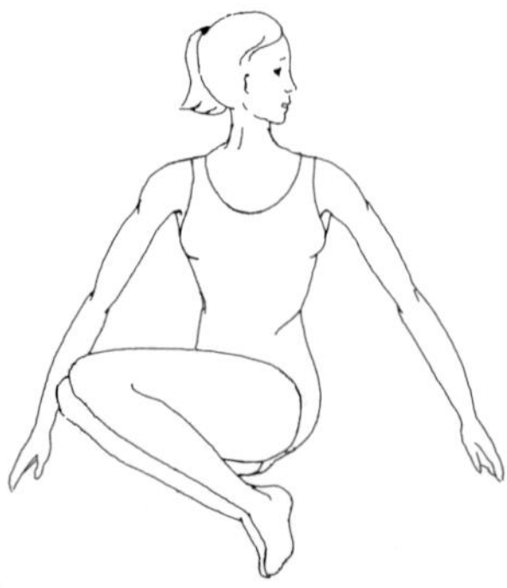

Abb. 19 c

Übungen in Rückenlage für Becken- und Lendenwirbelsäule mit Beteiligung der Halswirbelsäule

Durchführung der Übung 19:

Der Übende liegt in Ausgangsstellung. Beide Knie werden angezogen (Abb. 19a). Dann werden Rumpf und Becken mit einem Schwung erst nach links, dann nach rechts gedreht. Dabei bleiben Knie und Füße zusammen. Der Kopf bewegt sich jeweils in entgegengesetzte Richtung (Abb. 19b).

Die Übung wird 3- bis 4mal wiederholt (Abb. 19c).

Übung 20

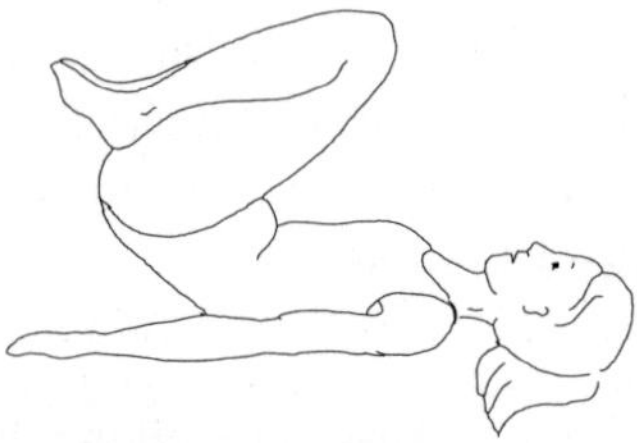

Abb. 20 a

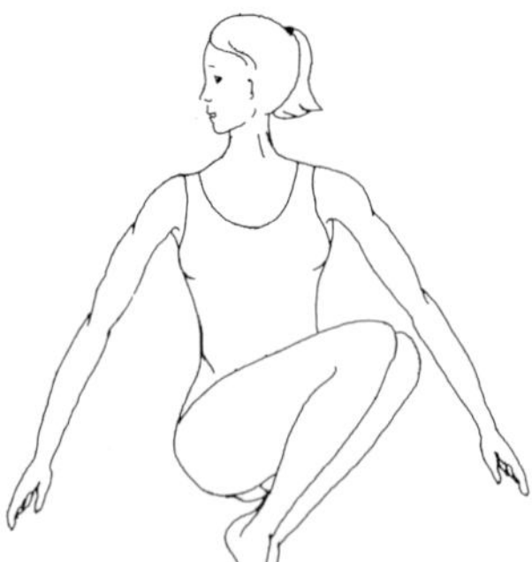

Abb. 20 b

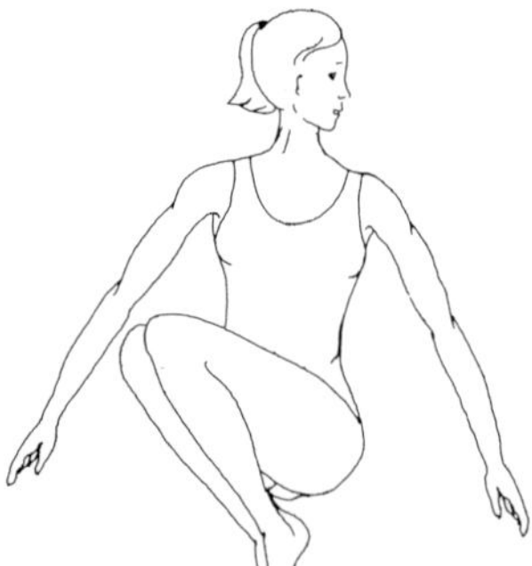

Abb. 20 c

Durchführung der Übung 20:

Der Übende liegt in Ausgangsstellung und zieht beide Knie, soweit es ihm möglich ist, an die Brust, wobei das Becken deutlich angehoben wird (Abb. 20a).

Beide Arme liegen seitlich fest auf der Unterlage. In dem Moment, in dem das Becken angehoben ist, wird eine Schwungdrehung nach links ausgeführt, ähnlich wie bei Übung 19, aber diesmal mit angehobenem Becken. Gleichzeitig wird der Kopf jeweils nach rechts oder links gedreht (Abb. 20b, 20c). Die Drehung vollzieht sich in den weiter kopfwärts gelegenen Abschnitten der Lendenwirbelsäule.

Die Übung wird 2- bis 3mal wiederholt.

Übungen 21 u. 22

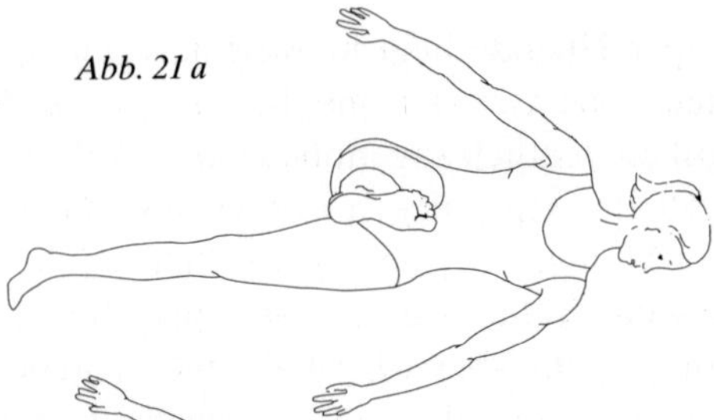
Abb. 21 a

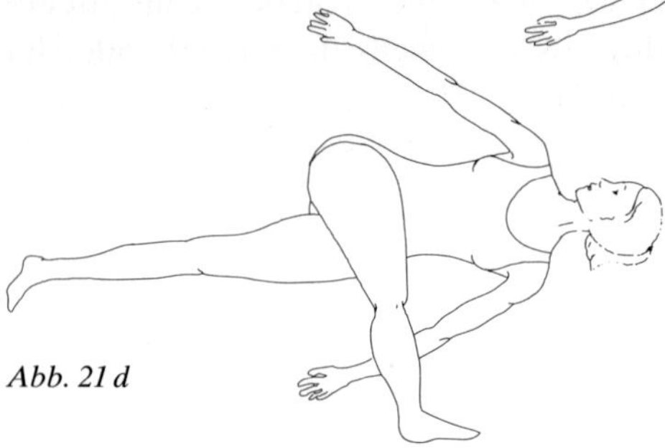
Abb. 21 d

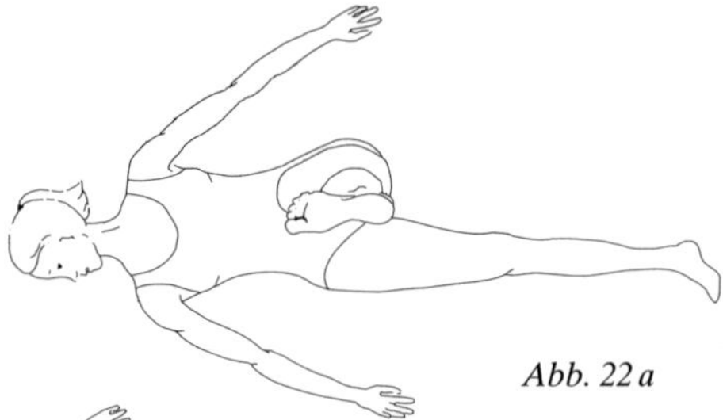
Abb. 22 a

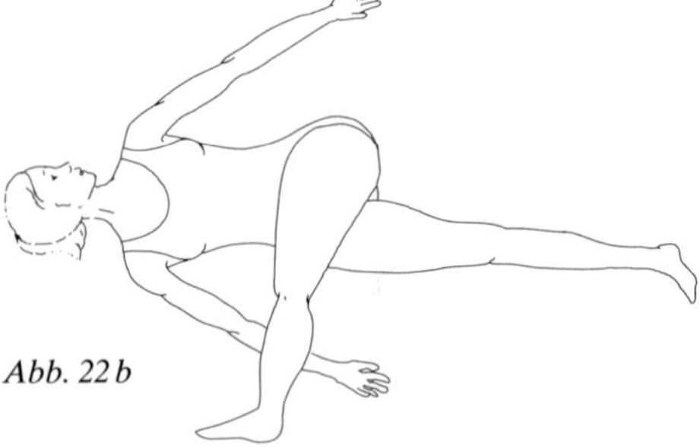
Abb. 22 b

Durchführung der Übungen 21 u. 22:

Der Übende liegt in Ausgangsstellung auf einer festen Unterlage. Mit den Händen hält er sich seitlich fest, dann hebt er ein Bein bis zur Senkrechten hoch (Abb. 21 a) und läßt es, im Becken und Oberschenkel entspannt, mit leichtem Schwung zur Gegenseite fallen. Der Kopf wird dabei nach der anderen Seite gedreht (Abb. 21 b).

Die Übung wird mit beiden Beinen 2- bis 3mal wiederholt (Abb. 22 a und 22 b).

Übung 23

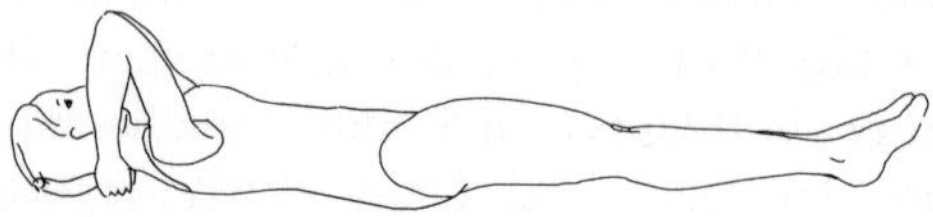

Abb. 23 a

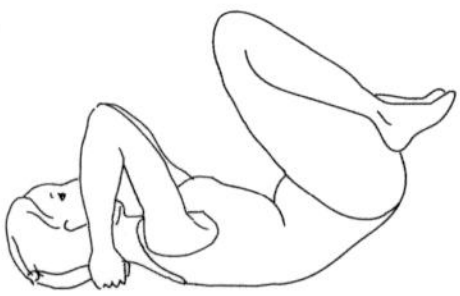

Abb. 23 b

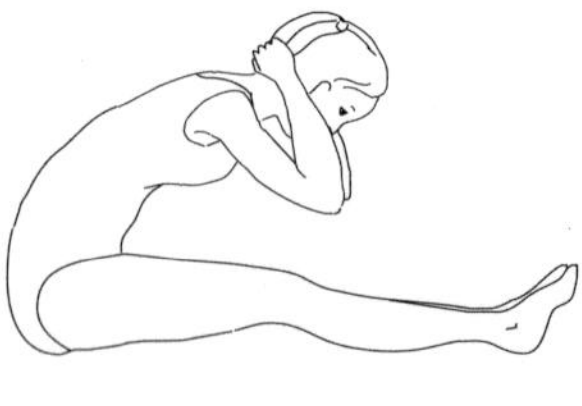

Abb. 23 c

Durchführung der Übung 23:

Der Übende liegt in Ausgangsstellung, greift mit gefalteten Händen um den Nacken, die Ellbogen zeigen deckenwärts (Abb. 23 a), dann zieht er beide Knie an die Brust, wobei das Becken soweit wie möglich gehoben wird (Abb. 23 b). Aus dieser Stellung schwingt er sich nun unter Zug am Nacken nach vorne in die Rumpfbeuge (Abb. 23 c) und legt sich dann wieder in die Ausgangsstellung zurück.

Die Übung wird 3- bis 4mal wiederholt.

Übungen 24 u. 25

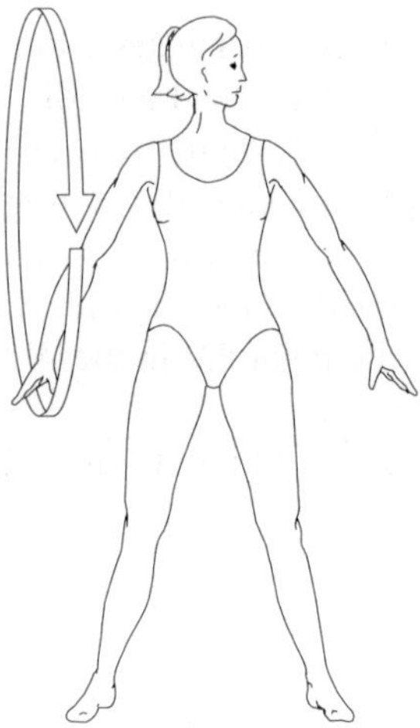

Abb. 24

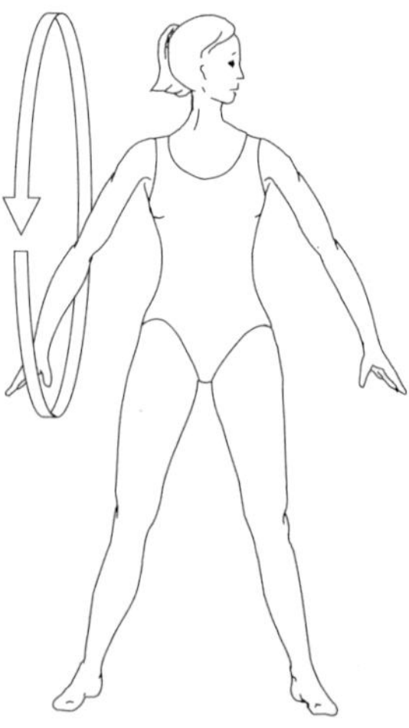

Abb. 25

Übungen im Stehen für die Gelenke der Arme, Schultern, Halswirbelsäule und Brustwirbelsäule

Durchführung der Übungen 24 u. 25:

Der Übende steht aufrecht mit leicht gespreizten Beinen. Zuerst wird der rechte Arm erhoben und der Kopf nach rechts gedreht und anschließend nach unten geführt, wobei der Kopf nach links gedreht wird (Abb. 24).

Die Übung geht in eine Kreisbewegung des Armes über, wobei abwechselnde Kopfdrehbewegungen beibehalten werden. Das Gesicht zeigt nach rechts, wenn sich der Arm deckenwärts, und nach links, wenn der Arm sich fußbodenwärts bewegt. Die gleiche Übung wird auch mit Rückwärtsdrehung des Armes durchgeführt (Abb. 25).

Die Übung wird abwechselnd mit beiden Armen 4- bis 5mal durchgeführt.

Übung 26

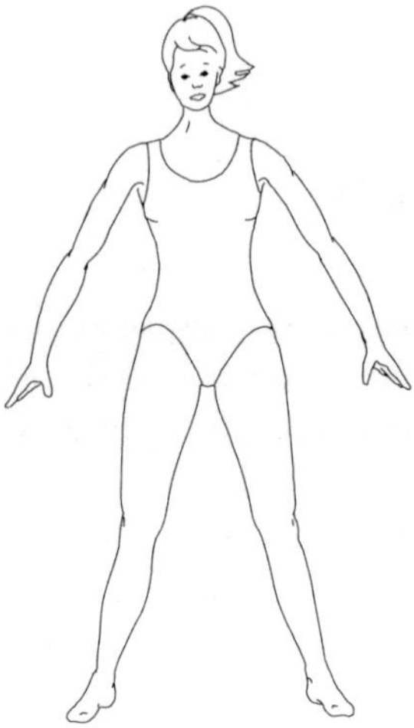

Abb. 26 a

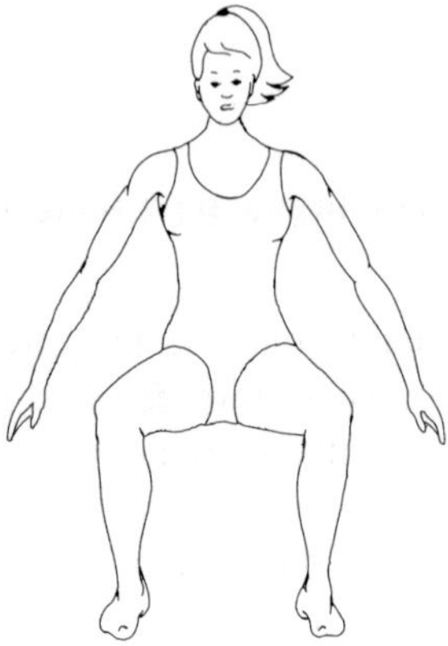

Abb. 26 b

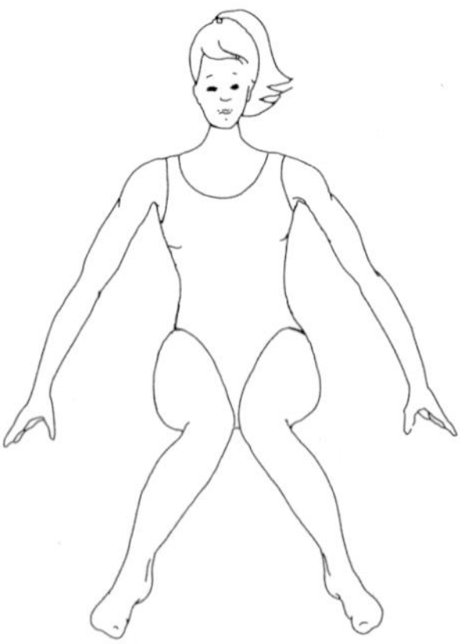

Abb. 26 c

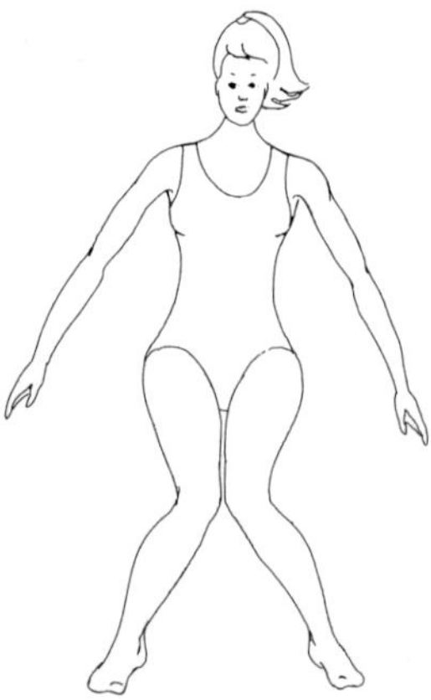

Abb. 26 d

Übungen im Stehen für Knie-, Hüft- und Beckengelenke

Durchführung der Übung 26:

Der Übende steht aufrecht mit schulterbreit gespreizten Beinen (Abb. 26a).

Aus dieser Stellung geht der Übende in die Kniebeuge (Abb. 26b).

Ohne die Fußstellung zu verändern, führt er nun beide Knie aufeinander zu und richtet sich mit zusammengehaltenen Knien und aufrechtem Oberkörper langsam auf (Abb. 26c u. 26d).

Die Übung wird 3- bis 4mal wiederholt, evtl. mit Festhalten an einer Stuhllehne oder Anlehnen an eine glatte Wand.

Übung 27

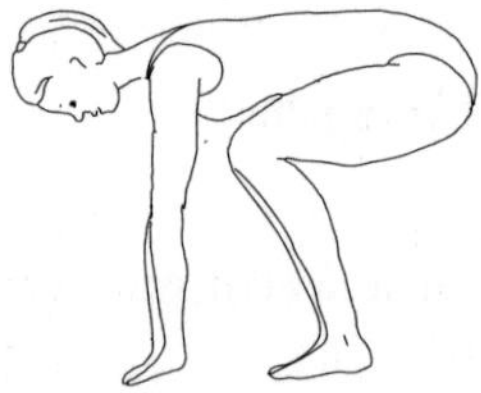

Abb. 27 a

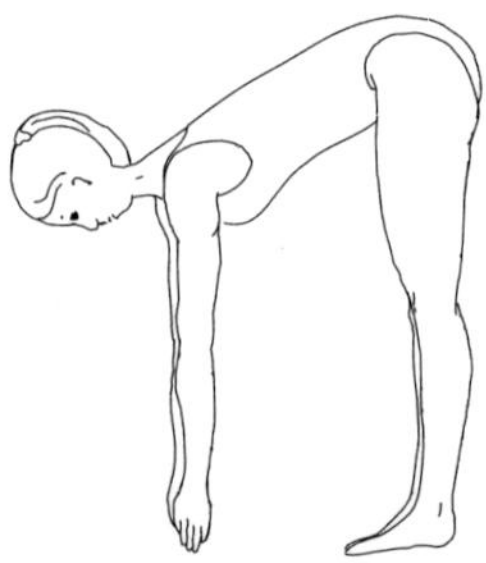

Abb. 27 b

Durchführung der Übung 27:

Der Übende steht aufrecht mit geschlossenen oder leicht gespreizten Beinen. Aus dieser Stellung geht er in die Rumpfbeuge mit herabhängenden Armen. Die Knie werden so weit gebeugt, bis die Fingerspitzen den Fußboden berühren (Abb. 27 a).

Die Knie werden nun 1-bis 2mal leicht federnd weitergebeugt und dann gestreckt (Abb. 27 b).

Der Oberkörper bleibt dabei in Rumpfbeuge, auch wenn die Hände vom Fußboden abheben sollten.

Die Übung wird 3- bis 4mal wiederholt.

Schlußwort

Die vorstehenden 27 Übungen eignen sich zur Vermeidung von Rückenschmerzen. Sie sind dem physiologischen Bewegungsbedürfnis des gesunden und kranken Menschen angepaßt. Die Übungen bedeuten auch für den Berufstätigen keine Zumutung, weder an körperlicher Belastung noch an Zeitaufwand.

Der Gesunde erledigt das gesamte Pensum **täglich** vor und unmittelbar nach dem Aufstehen, aber stets vor der Morgentoilette in ca. 6–8 Minuten. Der Kranke hat ohnehin mehr Zeit oder er sollte sich diese Zeit nehmen.